D E

L'EMPLOI DE LA COCAINE

DANS

LA COQUELUCHE

PAR

L. BARBILLION

Interne des hôpitaux.

PARIS

G. STEINHEIL, ÉDITEUR

SUCCESSEUR DE H. LAUWEREYNS

2, RUE CASIMIR-DELAVIGNE, 2

—

1885

DE

L'EMPLOI DE LA COCAINE

DANS LA COQUELUCHE

DE

L'EMPLOI DE LA COCAINE

DANS

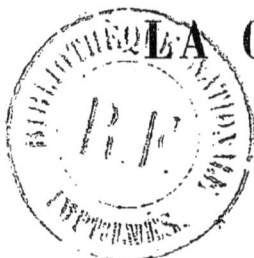

LA COQUELUCHE

PAR

L. BARBILLION

Interne des hôpitaux.

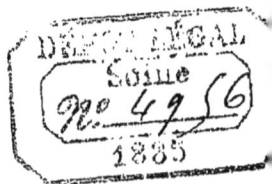

PARIS

G. STEINHEIL, ÉDITEUR

SUCCESSEUR DE H. LAUWEREYNS

2, RUE CASIMIR-DELAVIGNE, 2

1885

DE L'EMPLOI DE LA COCAINE
DANS LA COQUELUCHE

Quelle que soit l'hypothèse admise pour expliquer la coqueluche, il est bien évident que l'excitabilité exagérée de la muqueuse pharyngo-laryngienne joue un rôle capital dans la
production des quintes caractéristiques de cette affection ;
et il semble que la moindre excitation exercée sur la gorge,
le larynx ou la trachée vienne se répercuter sur l'appareil
nerveux du larynx pour aboutir à l'apparition d'une quinte.
Le fait seul d'examiner la gorge avec l'abaisse-langue suffit à
la produire ; elle éclate lorsque l'enfant crie, pleure, ou
chante ; à la suite d'une course, d'un effort ; veut-on enfin
reproduire la quinte à volonté, il suffit, pour en provoquer
l'explosion, de comprimer la trachée en enfonçant le pouce
dans le creux sus-sternal, excellent moyen, pour recon-
naître l'existence de la maladie, chez un enfant soupçonné
de coqueluche. C'est dans le but de diminuer l'intensité des
quintes ou d'en restreindre le nombre qu'on s'est efforcé de
combattre cette hyperexcitabilité nerveuse, et sans parler ici
de tous les calmants, opium, belladone, bromure de potassium et chloral administrés à l'intérieur, on a tenté d'agir
directement sur la muqueuse pharyngo-laryngienne, soit en
l'anesthésiant à l'aide de badigeonnages ou d'inhalation au
bromure de potassium, soit en la cautérisant au moyen d'une
solution de nitrate d'argent.

Les résultats remarquables obtenus dans ces derniers mois
par l'emploi de la cocaïne comme agent anesthésique d'abord
dans les opérations de chirurgie oculaire (Koller), puis suc-
cessivement dans un grand nombre d'affections douloureuses
(gerçures du sein, Hergott ; laryngite des tuberculeux, Dumas) ;
ou douloureuses et spasmodiques à la fois, (fissures à l'anus,
Obissier ; vaginisme, Dujardin-Baumetz, Cazin) ; ou enfin
simplement spasmodiques (vomissements des phthisiques,

Lescarret, th. Paris, 1885), ont amené mon excellent maître M. le docteur Labric à essayer ce médicament dans la coqueluche, et ce sont les résultats obtenus que je rapporte ici.

Mode d'emploi. — Nous avons employé chez tous nos malades une solution de cocaïne dont voici la formule.

Eau.............................. » 10 grammes.
Chlorhydrate de cocaïne.......... 0 50 centigrammes.

A l'aide d'un pinceau, on badigeonne pendant quelques secondes le pharynx, l'isthme du gosier, les amygdales, la base de la langue en faisant en sorte de porter le plus bas possible le pinceau, afin d'avoir plus de chance de laisser écouler quelques gouttes de la solution dans le larynx.

Il est préférable de se servir d'un pinceau de martre, d'une de ces brosses employées en peinture, plutôt que d'un pinceau de charpie. D'une part on use moins de la solution de cocaïne qui, vu le prix très élevé du médicament, doit être ménagée; d'autre part, on ne s'expose pas à salir la solution comme on le ferait avec un pinceau de charpie, qui finit toujours par laisser déposer des poussières végétales et des filaments de linge au fond de la bouteille. On peut faire, suivant l'intensité de la coqueluche, 2, 3 ou 4 badigeonnages dans les vingt-quatre heures. La première application a presque toujours amené une quinte; rarement la quinte s'est reproduite à la suite du second badigeonnage.

Pendant toute la durée du traitement, nos malades n'ont reçu aucun médicament; ils ont continué de prendre du café noir, 60 ou 125 grammes suivant l'âge.

L'effet capital et immédiat est de diminuer dans des proportions considérables le *nombre* des quintes. C'est ainsi que si l'on se rapporte à nos observations, on voit des malades ayant 15 ou 20 quintes dans les vingt-quatre heures, tomber brusquement, du jour au lendemain, à 5, 6 ou 10 quintes. Le tableau suivant, qui résume nos principales observations à ce point de vue, montre bien cette diminution du nombre des quintes.

Observation I.	27 janvier	(pas de cocaïne)	15 quintes
(Martel)	28 janvier	(2 badigeonnages)	5 —
Observation II.	2 février	(pas de cocaïne)	21 —
(Quesnel)	3 février	(2 badigeonnages)	12 —
Observation III.	15 février	(pas de cocaïne)	16 —
(Landau)	16 février	(2 badigeonnages)	7 —
Observation IV.	1er mars	(pas de cocaïne)	9 —
(Mijeard)	2 mars	(2 badigeonnages)	3 —
Observation V.	29 janvier	(pas de cocaïne)	16 —
(Guillemin)	30 janvier	(2 badigeonnages)	10 —

Chez plusieurs malades de sa clientèle, M. le Dr Labric a vu, sous l'influence des badigeonnages de cocaïne, le nombre des quintes tomber de 30 à 5 ou 6 du jour au lendemain. L'action du médicament paraît s'épuiser assez vite; chez notre malade de l'observation I, le badigeonnage ayant été supprimé le 3 février, il y a eu ce jour là 9 quintes, alors que la veille on en avait compté trois; le lendemain, le badigeonnage ayant été repris, il n'y eut pas de quinte à noter.

Par contre, il n'apparaît pas qu'il se produise une sorte d'accoutumance au médicament, ainsi que cela se passe pour certains calmants, la morphine par exemple, au moyen desquels on n'obtient des effets constants pendant longtemps qu'à l'aide de doses de plus en plus fortes. Dans nos observations, le taux des quintes s'est montré abaissé d'une façon permanente sans qu'on ait eu besoin de multiplier le nombre des badigeonnages ou de se servir d'une solution plus concentrée.

L'intensité de chaque quinte est-elle diminuée par la cocaïne? Cette question est plus difficile à résoudre. Dans les coqueluches de moyenne intensité, les quintes sont ordinairement très inégales; les unes sont fortes avec quatre ou cinq reprises, les autres n'ont qu'une ou deux reprises; certaines peuvent être considérées comme avortées. De cette irrégularité naît une grande difficulté dans l'appréciation de l'effet de la cocaïne sur l'intensité de l'accès. Et cependant, il nous a paru que non seulement, pour être beaucoup plus rares, les quintes n'étaient pas devenues plus fortes, mais qu'au contraire leur intensité avait plutôt diminué, qu'elles duraient moins long-temps et que le nombre des reprises était moindre.

Un autre avantage de cette intervention thérapeutique, avantage considérable à notre point de vue, c'est sans contre-dit la suppression des vomissements alimentaires qui suivent habituellement les quintes lorsque celles-ci éclatent peu de temps après le repas. Ces vomissements, comparables en tous points à ceux qui surviennent chez les phthisiques à la suite d'accès de toux, ne sont pas seulement l'expression d'un phé-nomène mécanique. On les considère beaucoup plus justement comme un réflexe dû à l'excitation d'un ou plusieurs des nerfs mixtes (glosso-pharyngien pneumo-gastrique et spinal), réflexe dont le point de départ est dans la muqueuse pharyngo-la-ryngienne, et dont l'aboutissant est la fibre musculaire stoma-cale et diaphragmatique. Supprimer par l'anesthésie l'hyper-excitabilité des voies supérieures, c'est supprimer du même coup le réflexe qui en est la conséquence, c'est-à-dire le vo-missement. Ici la théorie est d'accord avec la pratique ; la cocaïne a arrêté les vomissements chez nos malades ainsi que chez plusieurs coquelucheux de la ville ; résultat des plus im-portants, puisqu'il fait disparaître un des dangers de la coque-luche, l'inanitiation par intolérance stomacale, avec toutes les complications qui peuvent en résulter.

On pouvait redouter cependant que l'application de la co-caïne ne fût cause de la perte ou tout au moins d'une diminu-tion de l'appétit. Les feuilles de coca possèdent en effet la singulière propriété d'amener, lorsqu'on les mâche, outre la sécheresse et l'anesthésie buccale, une abolition du sentiment de la faim ; on sait que cette propriété a été utilisée par les Indiens qui dans leurs longues pérégrinations emploient ce stratagème pour tromper leur faim, lorsque les vivres viennent à manquer. L'inappétence qui aurait pu résulter de l'emploi de la cocaïne eut alors fait naître un inconvénient sérieux surtout chez les enfants, sourds ordinairement à la voix de la raison et incapables de faire par sage réflexion ce qui leur répugne ou leur déplaît. Or il ne nous a pas paru que chez nos petits malades l'appétit fût modifié en aucune manière. Soumis à la cocaïne, ils ont continué de manger volontiers, peut-être même d'autant plus volontiers qu'il n'y avait plus pour eux l'arrière-pensée inquiète d'une quinte et d'un vomissement comme complément obligé de leur repas.

Mangeant bien, dormant mieux puisqu'ils toussaient moins, nos malades nous ont paru se trouver bien, au point de vue de l'état général, de l'emploi du médicament, et l'on en conçoit facilement la raison si l'on réfléchit à la diminution du nombre des quintes, à l'arrêt des vomissements, et aussi à la possibilité de supprimer chez eux l'administration des potions calmantes, de sirops belladonés ou autres dont l'utilité incontestable contre l'intensité et la fréquence des quintes devient plus discutable dans son effet sur les voies digestives et sur le système nerveux. La plupart de nos malades nous ont présenté dans tout le cours de leur affection une figure calme et reposée, une mine fraîche, contrastant avec la physionomie fatiguée, les yeux bouffis et battus que l'on est habitué à rencontrer chez les enfants atteints d'une coqueluche un peu intense.

Alors que, dans les circonstances ordinaires, c'est déjà un point délicat de juger si un malade est guéri de sa coqueluche, et de déterminer par conséquent la durée intégrale de sa maladie, combien n'est-il pas plus difficile d'apprécier l'influence du traitement par la cocaïne sur cette même durée ! Rien n'est plus variable que les limites qu'on peut assigner à la coqueluche, et si d'une façon générale la durée de la maladie est en raison directe de son intensité, les exceptions à cette règle sont trop nombreuses pour qu'on en puisse tirer quelque notion à l'égard de la durée présumée de cette affection, seul moyen que l'on aurait de juger si le médicament allonge ou abrège cette durée. Nous avons suivi comme règle de ne considérer comme définitivement guéris que les malades n'ayant présenté aucune quinte pendant quinze jours. Ce qui, déduction faite de ces quinze jours d'observation, nous permet de fixer ainsi la durée des coqueluches que nous avons suivies. En comparant le temps pendant lequel on a employé la cocaïne au temps qui a précédé l'emploi du médicament, on peut établir le tableau suivant :

Obs.	Intensité.	Durée avant.	Durée après.	Total.
I.	Moyenne.	7 semaines.	2 mois.	3 mois 3 semaines.
II.	Forte.	2 semaines.	2 mois 1/2.	3 mois.
III.	Moyenne.	5 jours.	6 semaines.	7 semaines.
IV.	Moyenne.	1 semaine.	5 semaines.	6 semaines.
V.	Forte.	2 mois.	1 mois.	3 mois.

Il est évident qu'on ne saurait tirer de conclusion d'un nombre de cas aussi restreint.

Il est enfin un dernier point sur lequel on doit attirer l'attention. Quelle conduite doit-on tenir lorsqu'il survient quelque complication thoracique? Deux de nos malades sont morts : l'un, convalescent de coqueluche très amélioré par la cocaïne, quitte le service, prend la rougeole et revient en mourir à l'hôpital avec de la broncho-pneumonie. Ce cas n'a aucun rapport avec ce qui nous intéresse. L'autre est un rachitique qui prend la coqueluche dans le service ; le cas est d'autant plus grave que la coqueluche est très forte, la bronchite généralisée et très intense, le thorax déformé au point de gêner d'une façon très notable les fonctions respiratoires. La cocaïne ne donne ici aucun résultat et l'enfant finit par mourir avec de la broncho-pneumonie double. Enfin, chez notre malade de l'observation II, le troisième jour du traitement par la cocaïne, il se déclare un foyer pneumonique à gauche et en arrière (douleur de côté, oppression, fièvre, température 40°, râles fins). Cet état persiste pendant cinq jours ; on peut se demander s'il n'y a pas ici quelque relation de cause à effet entre le traitement et la complication intercurrente ; chez ce petit malade, chaque quinte s'accompagnait, suivant la règle, de l'expectoration d'une grande quantité de mucosités filantes et visqueuses : la sécrétion bronchique était exagérée, et la quinte devenait dans ces circonstances un procédé naturel de déblaiement des voies respiratoires ; et supprimer la quinte n'était-ce pas dès lors, favoriser l'engouement pulmonaire, permettre aux mucosités de s'accumuler dans les ramifications bronchiques et d'y produire des désordres plus ou moins graves ? C'est ce scrupule fondé ou non, qui nous fit diminuer d'abord puis supprimer la cocaïne pendant le cours de cette complication. Reprise ensuite et continuée jusqu'à la fin de la maladie, son emploi ne fut plus interrompu par aucun accident.

OBSERVATION I. — Martel, 3 ans 1/2, entre, le 2 janvier 1885, salle Saint-Jean, lit n° 41. Enfant strumeux, ganglions cervicaux volumineux, impétigo du cuir chevelu. Croup il y a un an, puis rougeole et pneumonie. Coqueluche depuis trois semaines, 10 à 12 quintes violentes dans les vingt-quatre heures, vomissements alimentaires, pas d'ulcération sublinguale, yeux larmoyants et bouffis, figure fatiguée, pas de fièvre, râles de bronchite dans toute la poitrine.

Le 27. 15 quintes, a vomi trois fois à la suite de quintes.

Le 28. 2 badigeonnages à la cocaïne, l'un à 10 heures du matin, l'autre à 5 heures du soir. 4 quintes dans la journée, 1 quinte dans la nuit, pas de vomissements.

Le 29. 2 badigeonnages, 4 quintes dans les vingt-quatre heures, pas de vomissements.

Le 30. 2 badigeonnages, pas de quintes, pas de vomissements, appétit moindre.

Le 31. 2 badigeonnages, pas de quintes dans la journée, 1 quinte dans la nuit, pas de vomissements.

1er février. 2 badigeonnages, 2 quintes dans la journée, 1 quinte dans la nuit, fièvre légère, éruption de varicelle.

Le 2. 2 badigeonnages, 1 quinte dans la journée, 2 quintes avortées dans la nuit.

Le 3. Pas de badigeonnages, 9 quintes dans les vingt-quatre heures.

Le 4. 3 badigeonnages, pas de quintes.

Le 5. 3 badigeonnages, 7 quintes.

Le 6. 3 badigeonnages, 4 quintes.

Du 9 février au 6 mars, 2 badigeonnages par jour, de 3 à 5 quintes dans les vingt-quatre heures. Bon état général. Appétit. Mine calme et reposée.

Pendant le mois de mars, 1 ou 2 quintes par jour, 2 badigeonnages.

3 avril. Plus de quintes, suppression de la cocaïne.

Le 28. Le malade sort guéri.

Observation II. — Quesnel, 3 ans 1/2, entré le 31 janvier 1885, salle Saint-Jean, lit n° 4. Rougeole au mois de décembre 1884, conserve un peu de bronchite, sorti guéri le 10 janvier. Rentre le 31 janvier avec une coqueluche remontant à douze jours environ.

Le jour de rentrée, 15 quintes, dont plusieurs très fortes avec trois ou quatre reprises, pas d'ulcération sublinguale, pas de fièvre, râles de bronchite dans toute la poitrine.

1er février. 20 quintes dans les vingt-quatre heures, dont 8 très fortes, avec vomissements de mucosités glaireuses et expectoration muco-purulente abondante. A trois reprises, le malade a vomi les aliments qu'il venait de prendre.

Le 2. 21 quintes, 3 vomissements alimentaires. T., le soir, 38°.

Le 3. Badigeonnage de cocaïne à 9 heures du matin, 4 quintes jusqu'à 6 heures du soir, pas de vomissements. Badigeonnage à 6 heures du soir, 8 quintes dans la nuit. Les quintes ont paru beaucoup moins fortes que précédemment.

Le 4. Badigeonnage à 9 h. 1/2. Une petite quinte avortée à la suite. Pas de quintes jusqu'à 2 heures. Badigeonnage à 2 heures. 4 quintes dans l'après-midi. Badigeonnage à 8 heures. 3 quintes dans la nuit. Total : 8 quintes. Pas de vomissements.

Le 5. Fièvre. T. matinale, 40°. 3 quintes depuis ce matin. Oppression, douleur du côté gauche de la poitrine, râles fins à la région moyenne et postérieure de ce côté. 2 badigeonnages, l'un à 10 h., l'autre à 2 heures. Ipéca 0,50. Dans la nuit, le malade, qui n'avait pas eu de quinte depuis le matin, a eu 10 quintes assez fortes.

Le 6. Amélioration, pas de fièvre ce matin. Ce soir, à 5 heures, le malade a eu 4 quintes dans l'après-midi. T. 39°. Gros râles muqueux dans toute la poitrine. 1 seul badigeonnage à 8 h. du soir.

Le 7. 6 quintes. T. 39°. Oppression. Pas de badigeonnage.

Les 8 et 9. Pas de badigeonnage. T. 39.

Le 10. 8 quintes dans la journée. T. 37°,4 ce soir. Badigeonnage à 6 h. du soir. 3 quintes dans la nuit.

Le 16. On a repris les badigeonnages régulièrement 2 fois par jour. 4 à 6 quintes en vingt-quatre heures, pas de vomissements. Etat général bon.

6 mars. 2 ou 3 quintes en vingt-quatre heures. 2 badigeonnages.

8 avril. Encore 1 ou 2 quintes par jour. 2 badigeonnages. Très bon état général.

Le 18. Plus de quintes depuis huit jours. Guérison complète. Suppression de la cocaïne.

Le 25. Le malade sort, guéri.

Observation III (résumé). — Gouchon, 5 ans 1/2, atteint de teigne faveuse et soigné salle Saint-Louis. Commence à tousser en coqueluche le 9 mars 1885, après une période de catarrhe d'une semaine environ. Entre à la salle Saint-Jean, lit n° 41.

Etat actuel. — Coqueluche de moyenne intensité, 9 à 10 quintes par jour, chaque quinte, assez forte, à une ou deux reprises. Pas de vomissements, pas d'ulcération sublinguale. Gros râles de bronchite dans la poitrine.

12 mars. 2 badigeonnages de cocaïne. Le jour même, diminution notable du nombre de quintes, qui tombe à 4 ou 5.

10 avril. 1 ou 2 quintes en vingt-quatre heures.

Le 25. Plus de quintes. Suppression de la cocaïne.

8 mai. Le malade, complètement guéri depuis plus de quinze jours, est renvoyé au service des teigneux.

Observation IV. — Mijeard, 5 ans 1/2, entré le 11 septembre 1884, salle Saint-Augustin, pour scrofule, ophthalmie et rougeole, passe à la salle Saint-Louis pour teigne tondante, le 24 février 1885.

Le 25. On s'aperçoit que l'enfant tousse en quintes. Coqueluche confirmée le 28 février. L'enfant passe à la salle Saint-Jean, lit n° 42. 8 à 10 quintes par jour, très fortes, avec 2 ou 3 reprises chaque. Vomissements alimentaires.

1er mars. 9 quintes, très fortes ; ulcérations sublinguales, ecchymoses conjonctivales.

Le 2. 2 badigeonnages à la cocaïne. 3 quintes seulement dans la journée, pas de vomissements.

Le 3. 2 badigeonnages. 4 quintes, sensiblement moins fortes. Pendant tout le mois de mars, même état. 2 badigeonnages quotidiens. 3 ou 4 quintes au plus, pas de vomissements, figure calme, mine reposée, gaieté, appétit, excellent état général.

10 avril. Depuis deux jours, pas de quintes. Suppression de la cocaïne.

Le 18. La guérison persiste, le malade est renvoyé au service des teigneux.

8 mai. La guérison s'est maintenue.

OBSERVATION V. — Guillemin, 4 ans 1/2, entré le 22 janvier 1885, salle Saint-Jean, lit n° 43. Coqueluche datant de deux mois environ. 8 à 10 quintes dans la journée, 5 ou 6 dans la nuit. Chaque quinte est forte, dure deux ou trois minutes, avec 5 ou 6 reprises au moins. Pas d'ulcération sublinguale. Quelques râles dans la poitrine. Vomissements alimentaires.

Le 29. 18 quintes en vingt-quatre heures.

Le 30. 2 badigeonnages à 10 heures du matin et à 6 heures du soir. 6 quintes dans la journée, 4 quintes dans la nuit, pas de vomissements.

Le 31. 2 badigeonnages. 4 quintes dans la journée, 3 quintes la nuit.

1er février. 2 badigeonnages. 1 quinte dans la journée, 3 quintes dans la nuit, pas de vomissement.

Le 2. 2 badigeonnages, pas de quintes dans la journée, 5 petites quintes avortées dans la nuit.

Le 3. 2 badigeonnages. 7 quintes dans les vingt-quatre heures, dont plusieurs avortées.

Le 4. 1 quinte dans la journée, 6 quintes dans la nuit. 3 badigeonnages.

Le 5. 3 badigeonnages, fièvre, 11 quintes.

Le 6. 3 badigeonnages, 12 quintes, abattement, fièvre.

Le 8. Éruption de rougeole, malaise, diarrhée, 1 vomissement, suppression de la cocaïne.

Le 14. La rougeole est finie. La cocaïne est reprise, 8 quintes.

Le 16. Pas de quintes.

Le 28. Plus de quintes. Suppression de la cocaïne.

15 mars. Guérison définitive, le malade sort.

OBSERVATION VII (résumée). — Landau (J.), 3 ans, entré le 14 fév. 1885, salle Saint-Jean, lit 44. Coqueluche datant d'un mois. Quintes très fortes, pas d'ulcération sublinguale. Bronchite.

Le 15. 10 quintes très fortes, 6 quintes plus faibles, total 16 quintes, 2 vomissements alimentaires.

Le 16. 2 badigeonnages à la cocaïne, à 8 h. du matin et à 8 h. du soir. 3 quintes dans la journée, 4 quintes dans la nuit, total 7 quintes, pas de vomissements.

Le 16 au 3 mars. 2 badigeonnages quotidiens. Le nombre des quintes oscille entre 3 ou 4 par jour, 2 ou 3 dans la nuit, pas de vomissements, gaieté, appétit, sommeil. Sort le 3 mars, sur le désir de ses parents, rentré le 6 mars avec une rougeole, mort le quatrième jour de l'éruption avec de la broncho-pneumonie double.

OBSERVATION VII (résumée). — Monnelat, 3 ans, entré le 9 janv. 1884, salle Saint-Jean, lit 33. Cachexie, manque de soins, œdème des deux pieds, rachitisme, coryza chronique, paquets ganglionnaires cervicaux, ventre volumineux, teigne faveuse, bronchite généralisée. Sous l'influence des soins et du régime, l'enfant prend des forces et engraisse. Il prend la coqueluche vers la fin du mois de janvier, premières quintes le 29 janvier. Le 10 février, les quintes sont déjà très intenses, très fréquentes, en moyenne 20 quintes dans les vingt-quatre heures durant 2 ou 3 minutes chaque. Ulcération sublinguale, ecchymoses oculaires, vomissements.

Les badigeonnages de cocaïne n'ont donné aucun résultat dans ce cas.

15 mars. Broncho-pneumonie.

Le 20. Mort.

En résumé, l'emploi des badigeonnages de cocaïne dans le traitement de la coqueluche nous a paru avoir pour principal effet de diminuer le nombre des quintes d'une façon remarquable, d'empêcher les vomissements alimentaires, de permettre à l'enfant de supporter plus facilement les tribulations d'une maladie longue et fatigante. C'est du moins ce qui nous semble ressortir de la lecture des observations précédentes.

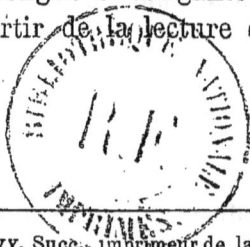

Paris. — Typ. A. PARENT, A. DAVY, Succ., imprimeur de la Faculté de médecine, 52, rue Madame et rue Monsieur-le-Prince, 14.

Paris. — A. PARENT, imp. de la Fac. de médec., A. DAVY, successeur,
52, rue Madame et rue M.-le-Prince, 14.

www.ingramcontent.com/pod-product-compliance
Lightning Source LLC
Chambersburg PA
CBHW050444210326
41520CB00019B/6069